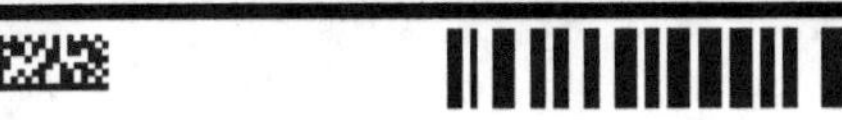

Alles über Menopause

Dr. Sheila Harrison

Haftungsausschluss

Dieser Inhalt dient der allgemeinen Information über die Erkrankung und soll Sie in die Lage versetzen, bei Bedarf umgehend ärztliche Hilfe in Anspruch zu nehmen, um Komplikationen vorzubeugen. Es muss unbedingt betont werden, dass diese Informationen keinen Ersatz für die Konsultation eines qualifizierten Arztes darstellen. Der Bereich der medizinischen Wissenschaft entwickelt sich ständig weiter und aufgrund der Dynamik des medizinischen Wissens empfehlen wir, den Rat eines Experten einzuholen, wenn Sie auf Unstimmigkeiten stoßen oder beabsichtigen, auf der Grundlage der in diesem Inhalt enthaltenen Informationen Maßnahmen zu ergreifen. Missachten Sie niemals die professionelle medizinische Beratung und verzögern Sie die Behandlung niemals auf der Grundlage von Informationen, die Sie online, einschließlich dieses Materials, oder aus einer anderen Online-Quelle gelesen haben. Denken Sie immer daran, dass das Internet Sie nicht heilen kann. Heilung kommt vielmehr durch die Führung medizinischer Fachkräfte und die Vorsehung Gottes zustande.

Inhaltsverzeichnis

Überblick

Die Menopause ist das Ende des Menstruationszyklus. Es beeinflusst das Fortpflanzungssystem einer Frau und ist ein universeller und dauerhafter Aspekt des Alterns im Allgemeinen. Nach 12 Monaten Amenorrhoe wird die Menopause erkannt. Die Menopause ist durch eine Vielzahl von Symptomen gekennzeichnet, wie z. B. unregelmäßige oder unvorhersehbare Menstruation; vasomotorische und urogenitale Symptome wie Dyspareunie und vaginale Trockenheit; und Probleme mit Stimmung und Schlaf.

Vor und direkt nach der Menopause kommt es zu hormonellen Veränderungen und begleitenden klinischen Symptomen. Obwohl die Menopause (MT), ein modernerer Begriff, zunehmend zur Bezeichnung dieser Zeit verwendet wird, wird sie immer noch oft als Klimakterium oder Perimenopause bezeichnet. Typischerweise beginnt die MT Jahre vor der Menopause.

Gleichzeitig und kontinuierlich steigt der Anteil der Menschen mittleren und höheren Alters sowie der Frauen, die den Großteil ihres Lebens in einem hypo östrogenen Zustand verbringen (Unter Östrogen Ismus oder Östrogenmangel versteht man ein niedrigerer Östrogenspiegel als normal. Es handelt sich um einen Oberbegriff zur Beschreibung von Östrogenmangel bei verschiedenen Erkrankungen.. Immer mehr Frauen werden mit den Auswirkungen eines Gonaden-Steroidhormon Mangels konfrontiert und erreichen ein Alter von etwa 79 Jahren.

Während sich die Dauer der Menopause auf bis zu ein Drittel des Lebenszyklus ausgeweitet hat, blieb das Durchschnittsalter, in dem die Menopause eintritt, im gesamten Altertum konstant und lag bei etwa 50–51 Jahren. Die Wechseljahre trafen Frauen im antiken Griechenland im gleichen Alter wie heute, wobei die Symptome typischerweise im Alter zwischen 45,5 und 47,5 Jahren auftraten.

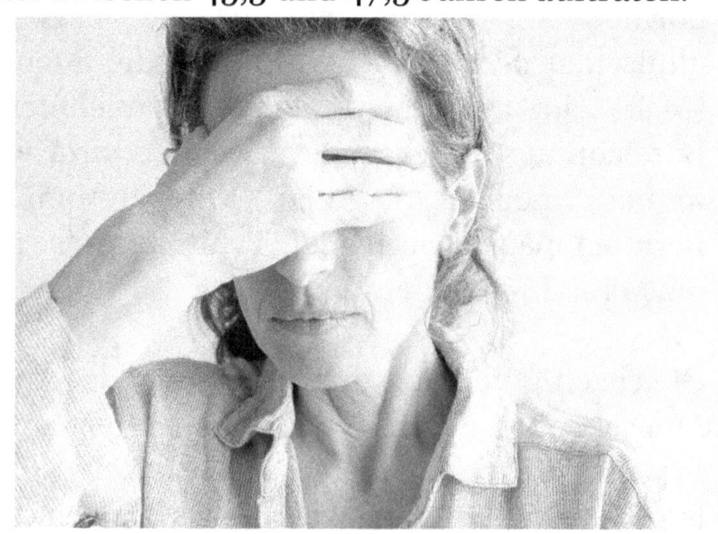

Abschnitt 1

Was sind Wechseljahre?

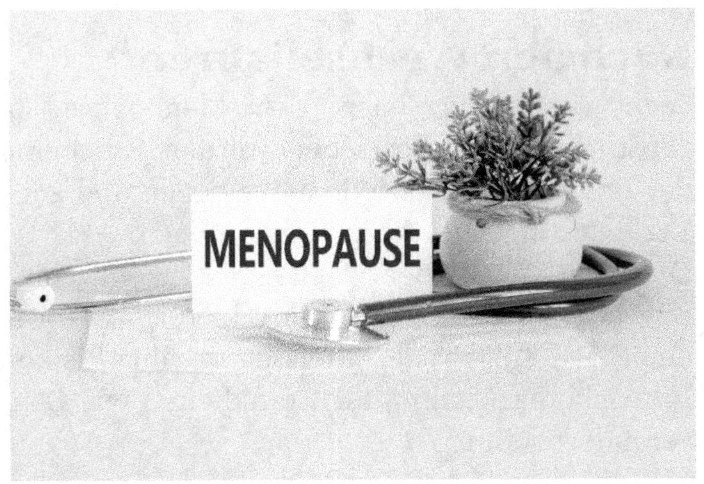

Die Wechseljahre sind eine Zeit natürlicher weiblicher hormoneller Veränderungen, insbesondere des Endes der Menstruation. Es geschieht schleichend über einen Zeitraum von Monaten oder Jahren, beginnt mit unregelmäßigen Perioden und wird oft von anderen Symptomen wie Hitzewallungen und Schlaflosigkeit begleitet.

Perimenopause

Peri- bedeutet „um" herum, und so bezieht sich „Perimenopause" auf den Zeitraum um die Wechseljahre herum. Es kann verwendet werden, um die Zeit von den ersten vermuteten Symptomen (oder unregelmäßigen Perioden) bis zum Ende der Menopause (d. h. 12 Monate nach der letzten Periode) zu beschreiben.

Nach den Wechseljahren

Jeder Zeitpunkt nach der Menopause kann als „Postmenopause" bezeichnet werden. Es ist eine Zeit, in der Frauen keine Periode mehr haben und auch andere Veränderungen im Körper ankündigen.

Die Zeit nach der Menopause kann medizinisch relevant sein, da das unterschiedliche Hormonprofil einer Frau nach der Menopause ihr Risiko für die Entwicklung bestimmter Krankheiten wie Osteoporose verändern kann.

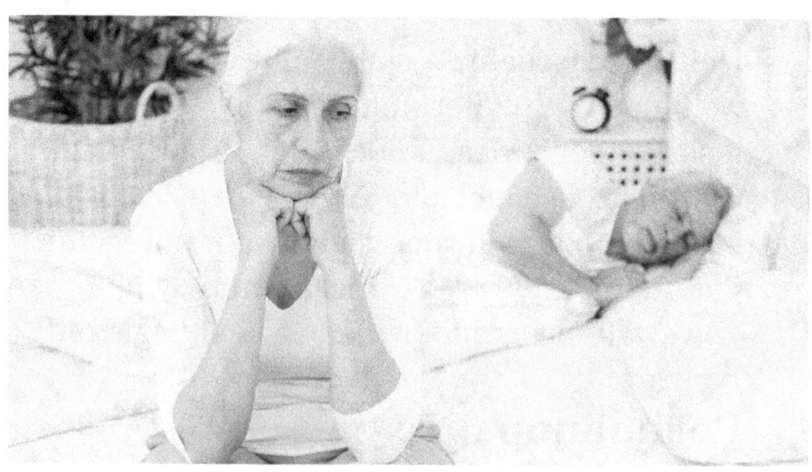

Sektion 2

In welchem Alter beginnen die Wechseljahre?

Die Wechseljahre treten normalerweise in den späten Vierzigern oder frühen Fünfzigern auf. Beginnt die Menopause vor dem 40. Lebensjahr, spricht man von einer Menopause„**Frühe Wechseljahre"** **oder** "Vorzeitige Wechseljahre". Es gibt eine Reihe genetischer und umweltbedingter Faktoren, die offenbar auch das Alter beeinflussen, in dem Frauen normalerweise in die Wechseljahre kommen, und viele Frauen beginnen die Wechseljahre etwa im gleichen Alter wie ihre eigenen Mütter.

Frühe Wechseljahre / Vorzeitige Wechseljahre

Mit der veränderten Lebensweise könnte die Häufigkeit früher Menopausen gestiegen sein. Da die Wechseljahre ein sehr wichtiger Teil der Gesundheit von Frauen sind, kann eine frühe Menopause schwerwiegende Auswirkungen haben.

Was ist die frühe Menopause?

In den Wechseljahren hören die Eierstöcke einer Frau auf zu funktionieren und produzieren keine Hormone und Eizellen mehr. Nach und nach hört auch die Periode auf. Das Durchschnittsalter für die normale Menopause beträgt 51 Jahre. Wir nennen es frühe Wechseljahre, wenn jemand sie vor dem 45. Lebensjahr hat. Wir haben eine andere Kategorie namens vorzeitige Wechseljahre. Dabei kommt es bei einer Frau vor dem 40. Lebensjahr zur Menopause. Das ist nicht ungewöhnlich, aber wir sehen Patienten mit vorzeitiger oder früher Menopause.

Was sind die möglichen Ursachen für eine frühe Menopause?

Das Alter von 51 Jahren gilt heute als normal für die Wechseljahre. Vor einigen Jahren galt ein Alter von 45 Jahren als das normale Alter für die Wechseljahre. Aber mit drastischen Veränderungen im Lebensstil verändert sich auch das Alter.

Abgesehen vom Lebensstil gibt es jedoch noch einige andere Faktoren wie:

- Diät
- **Rauchen** kann auch der Grund für die Zunahme der Fälle der frühen Menopause sein. Rauchen ist ein großer Risikofaktor, aber der Lebensstil hat

meiner Meinung nach keinen so großen Einfluss darauf.

- **Genetische Veranlagung:** Eine genetische Veranlagung bedeutet, dass die Wahrscheinlichkeit, dass eine Person aufgrund ihrer genetischen Ausstattung eine Krankheit entwickelt, erhöht ist.

- **Endokrinologische Störung:** Eine endokrine Störung resultiert aus einer Fehlfunktion des endokrinen Systems, zu dem die Drüsen gehören, die Hormone absondern, die Rezeptoren, die auf Hormone reagieren, und die Organe, die direkt von Hormonen beeinflusst werden. An jedem dieser Punkte kann eine Funktionsstörung auftreten, die weitreichende Auswirkungen auf den Körper haben kann.

- **Ophorektomie:** Eine Operation zur Entfernung der Eierstöcke oder die Behandlung von Krebs im Beckenbereich können zu einer vorzeitigen Menopause führen.

- **Hysterektomie:** ein chirurgischer Eingriff zur Entfernung der gesamten Gebärmutter oder eines Teils davon.

- **Fragiler X-Träger:**Ein zerbrechlicher X-Träger ist jemand, der ein verändertes FMR1-Gen hat.(Der FMR1 Das Gen liefert Anweisungen zur Herstellung eines Proteins namens FMRP. Dieses Protein ist in vielen Geweben vorhanden, darunter im Gehirn, in den Hoden und in den Eierstöcken), zeigt aber keine offensichtlichen Anzeichen oder

Symptome eines fragilen X-Syndroms. Bei Frauen, die Trägerinnen eines fragilen X-Syndroms sind, liegt die Wahrscheinlichkeit, ein Kind mit fragilem X-Syndrom zu bekommen, bei bis zu 50 Prozent.
- **Autoimmunerkrankungen:** Eine Autoimmunerkrankung entsteht, wenn das Immunsystem des Körpers versehentlich gesundes Körpergewebe angreift und zerstört
- **Leben in großer Höhe**
- Vorgeschichte der Einnahme bestimmter Chemotherapie-Medikamente oder einer Strahlentherapie

Sind mit der frühen Menopause langfristige Gesundheitsrisiken verbunden?

Frauen haben ein Hormon namens Östrogen, das normalerweise von den Eierstöcken produziert wird und ein sehr wichtiges Hormon für den weiblichen Körper ist. Sobald eine Person die Wechseljahre erreicht, verringert sich die Östrogenproduktion. Als Folge davon können Osteoporose, Herzerkrankungen, Hautprobleme, Hautprobleme usw. auftreten.

Wenn Sie im richtigen Alter in die Wechseljahre kommen, gelangt Ihr Körper nach und nach in die Wechseljahre Phase, und trotzdem können diese Probleme manchmal auftreten. Wenn Sie jedoch in den frühen Wechseljahren sind, besteht ein höheres

Risiko, dass Sie in Zukunft an diesen Problemen leiden.

Was sind die Anzeichen und Symptome einer frühen Menopause und wie diagnostizieren wir sie?

Erstens treten bei Frauen Menstruationsstörungen auf. Möglicherweise treten nur während der Menstruation Schmierblutungen auf. Dies ist das erste Anzeichen der Wechseljahre. Wenn eine Patientin also zu einer Kontrolluntersuchung oder einer Ultraschalluntersuchung geht, können Ärzte feststellen, dass die Eierstöcke kleiner sind als erwartet. Anschließend werden möglicherweise weitere Hormontests auf die Hormone FSH und LH durchgeführt, um dies zu bestätigen. Wenn ihre Ergebnisse ihren Verdacht auf Wechseljahre bestätigen, können sie die Tests nach einem Monat wiederholen und die Diagnose abschließend bestätigen. Darüber hinaus kann es bei einer Frau zu Hitzewallungen, nächtlichen Schweißausbrüchen usw. kommen, was für eine jüngere Frau nicht normal ist. Wenn diese Symptome zusammen mit unregelmäßigen Perioden auftreten, kann es sich daher um eine frühe Menopause handeln.

Wie läuft die Behandlung der frühen Menopause ab?

Bei den meisten Patienten mit frühen oder vorzeitigen Wechseljahren müssen wir wahrscheinlich eine Hormonersatztherapie (HRT) durchführen. Obwohl es heutzutage sehr sicher ist, da wir niedrig dosierte Hormone haben, greife ich nicht sofort zur HRT als Behandlungsmethode über. Ich fordere sie auf, einen gesünderen Lebensstil zu führen, sich gesund zu ernähren, mehr Soja- und Milchprodukte zu sich zu nehmen, Sport zu treiben usw. Wenn die Symptome anhalten, müssen wir ihnen eine Hormonersatztherapie verordnen.

Gibt es vorbeugende Maßnahmen, um das Risiko einer vorzeitigen Menopause zu verringern? Wie ich bereits erwähnt habe, ist Rauchen ein großer Risikofaktor. Daher können Menschen es als vorbeugende Maßnahme gegen die vorzeitige Menopause vermeiden. Wenn jemand in der Familienanamnese Wechseljahre hat, können wir das nicht verhindern, aber wir können uns dessen bewusst sein. Sobald Sie das Gefühl haben, Wechseljahrsbeschwerden zu haben, können Sie einen Gynäkologen aufsuchen, damit rechtzeitig mit einer Behandlung wie einer HRT begonnen werden kann. Niemand kann die Wechseljahre verhindern. Wir können nur die Symptome und andere Probleme behandeln, die mit der Menopause einhergehen.

Sektion 3

Warum kommt es zu den Wechseljahren?

Mit zunehmendem Alter verlangsamt sich unser Fortpflanzungszyklus. Die Eierstöcke beginnen, weniger Östrogen zu produzieren, was sich auf den Menstruationszyklus auswirkt. Dies erklärt, warum der Menstruationszyklus unregelmäßig wird. Die Wechseljahre markieren dann die Zeit, in der Frauen auf natürliche Weise keine Kinder mehr gebären können.

Interessanterweise können postmenopausale Frauen mit gesunder Gebärmutter (Gebärmutter) durch In-vitro-Fertilisation trotzdem schwanger werden. Es gibt zahlreiche Beispiele dafür, dass Frauen als Leihmütter fungieren.

Manchmal kann die Menopause aufgrund einer Operation zur Entfernung der Eierstöcke (Oophorektomie), einer Erkrankung, Chemotherapie oder Strahlentherapie, die die Östrogenproduktion der Eierstöcke beeinträchtigt, früher eintreten.

Bei einer Hysterektomie (Entfernung der Gebärmutter) wegen einer Erkrankung wie Gebärmutter- oder Gebärmutterhalskrebs kann möglicherweise auch die Entfernung von Eierstöcken erforderlich sein. Werden die Eierstöcke entfernt, beginnt sofort die Menopause. Wenn die Eierstöcke intakt und an Ort und Stelle bleiben, produzieren sie weiterhin Östrogen und die

Menopause tritt nicht ein. Im Durchschnitt beginnen die Wechseljahre bei Frauen, die sich einer Hysterektomie ohne Oophorektomie unterzogen haben, jedoch immer noch etwas früher als bei Frauen, die sich einer Hysterektomie unterzogen haben.

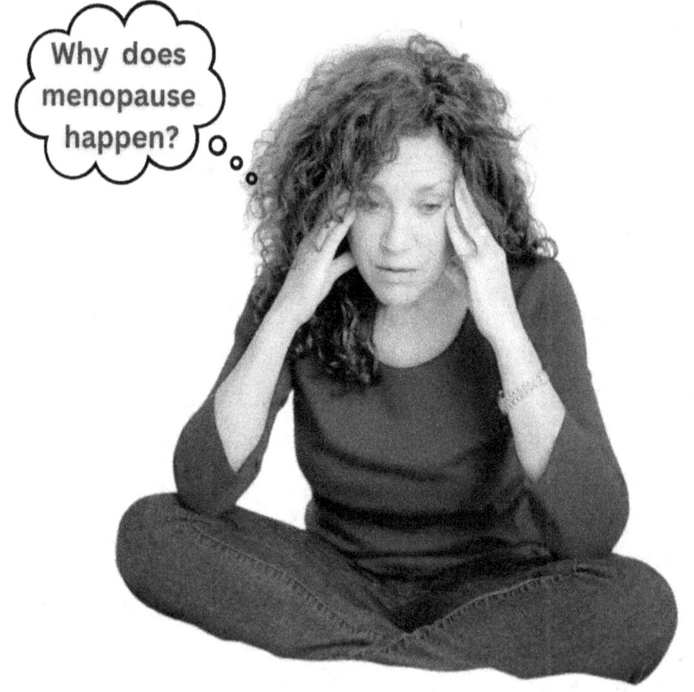

Sektion 4

Anzeichen und Symptome der Wechseljahre

Die Erfahrungen in den Wechseljahren können von Person zu Person sehr unterschiedlich sein, es gibt jedoch einige Symptome, die während der gesamten Menopause häufig auftreten.

Körperliche Anzeichen/Wirkungen

- **Hitzewallungen oder Hitzewallungen:**Eines der häufigsten Symptome der Menopause ist „Hitzewallung" oder „Hitzewallung". Darunter versteht man ein plötzliches Gefühl von Wärme oder extremer Hitze, manchmal verbunden mit Schwitzen und Hautrötung. Dieses Gefühl kann mehrere Minuten oder sogar bis zu einer Stunde anhalten. Die Häufigkeit und Intensität von Hitzewallungen ist individuell unterschiedlich. Bei manchen Menschen kann es mehrmals am Tag zu Hitzewallungen kommen, bei anderen treten Hitzewallungen nur gelegentlich auf. Sie können relativ mild oder sehr unangenehm sein.

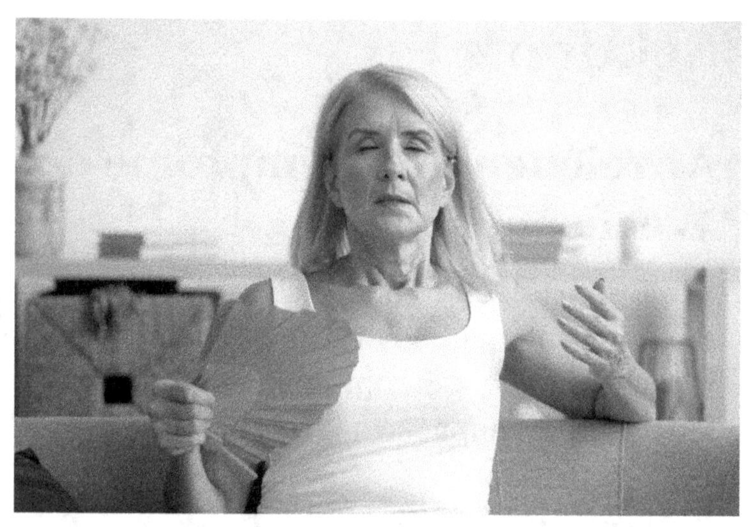

- **Schlafstörung:** Eine Kombination aus hormonellen Veränderungen, Hitzewallungen und anderen Symptomen der Menopause kann zu Schlafstörungen führen. Abhängig von der Person und der zugrunde liegenden Ursache der Schlaflosigkeit können verschiedene Menschen unterschiedliche Möglichkeiten haben, damit umzugehen. Es ist jedoch wichtig, einen Weg zu finden, um gut zu schlafen, da Schlaflosigkeit schwerwiegende Auswirkungen auf andere Lebensbereiche haben kann. Wenn Sie unter schwerer Schlaflosigkeit leiden, ist es am besten, einen Arzt aufzusuchen und gemeinsam eine Lösung zu finden.

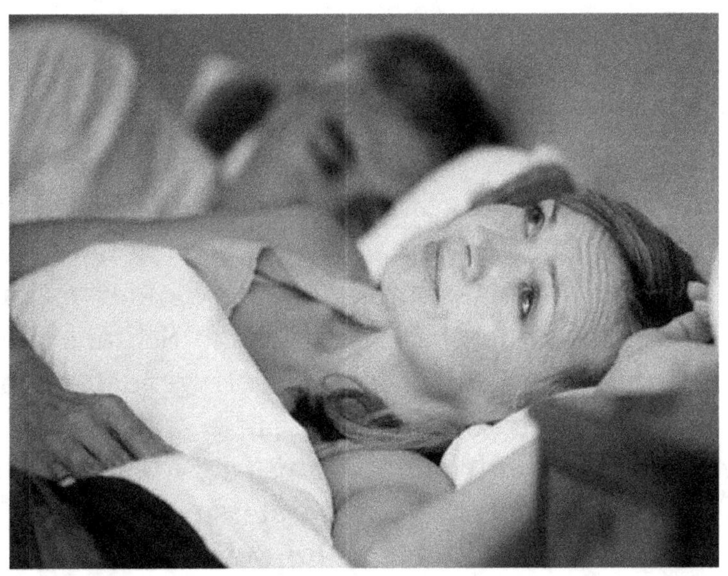

- **Stimmungsschwankungen:** Neben hormonellen Veränderungen gibt es auch viele andere Aspekte der Wechseljahre, die sich auf die Stimmung auswirken können. Die Wechseljahre fallen oft mit einer Zeit der Veränderung der familiären Umstände und Stellung zusammen; Kinder, die aufwachsen und das Haus verlassen, vielleicht sogar eigene Kinder bekommen. In dieser Zeit der körperlichen und emotionalen Veränderungen ist es normal, gemischte Gefühle zu haben. Dies kann sich auf die Stimmung und die emotionale Belastbarkeit auswirken, und obwohl es normal ist, ist es in Ordnung, in dieser Zeit Unterstützung zu benötigen.

- **Unregelmäßige Perioden oder Schmierblutungen:**Die Menopause ist erst 12 Monate nach der letzten Blutungsepisode vorbei und die Menstruationsblutung kann in der Perimenopause sehr unregelmäßig verlaufen. Bei manchen Menschen vergehen Monate zwischen den Monatsblutungen, bei anderen kann es gelegentlich oder häufiger zu Schmierblutungen kommen. Alle besorgniserregenden Symptome wie ungewöhnlich starke Blutungen oder Blutungen nach Abschluss der Menopause sollten von einem Hausarzt untersucht werden, da sie auf andere Probleme hinweisen könnten.

- **Probleme mit Sex:**Nach den Wechseljahren kann der Geschlechtsverkehr schwieriger sein, da vaginale Trockenheit häufig zum Problem wird. Auch Stimmungsschwankungen, Müdigkeit und hormonelle Veränderungen können die Libido beeinträchtigen. Dennoch führen viele Frauen auch nach den Wechseljahren mit Hilfe von Produkten wie einfachen Gleitmitteln oder östrogenhaltigen Medikamenten Präparaten ein glückliches und aktives Sexualleben.

- **Veränderungen im Erscheinungsbild der Haut:**Das Erscheinungsbild der Haut verändert sich in den Wechseljahren aufgrund einer verminderten Kollagen Menge in der Haut. Kollagen ist eine Substanz, die unsere Haut straff und elastisch hält. Mit weniger Kollagen entwickeln wir mehr sichtbare Falten und Teile unseres Körpers beginnen zu erschlaffen.

- **Veränderungen am Haar:**Die Art und Weise, wie sich die Haare in unserem Körper verteilen, wird größtenteils durch Hormone gesteuert. Daher beginnt das Haar auf dem Kopf häufig dünner zu werden, wenn sich der Hormonspiegel in und nach den Wechseljahren ändert. Manche Frauen entwickeln auch Haare, wo sie vorher keine hatten – oft am Kinn und um den Mund.

Klinische Anzeichen/Wirkungen

Während des Wechsels in die Wechseljahre kommt es zu physiologischen Veränderungen in der Reaktion auf Gonadotropine und deren Sekretion, mit großen Schwankungen im Hormonspiegel. Bei Frauen treten klinisch häufig eine Reihe von Symptomen auf, darunter die folgenden:
- Schlaflosigkeit
- Gewichtszunahme und Blähungen
- Mastodynie
- Depression
- Kopfschmerzen

Abschnitt 5

Schlechter Schlaf: Das weniger bekannte Symptom der Menopause und Perimenopause

Schlafprobleme sind im Vergleich zu Hitzewallungen und Gelenkschmerzen ein weniger bekanntes Symptom der Wechseljahre. Dennoch sind 35–60 % der Frauen nach der Menopause und 39–47 % der Frauen in der Perimenopause davon betroffen. Könnten die Wechseljahre die Ursache für Ihren schlechten Schlaf sein?

Bei Frauen in den Wechseljahren und Perimenopause sind Schlafprobleme oft ein übersehenes Symptom. Während Schlafprobleme in den Wechseljahren häufig auftreten, können sie in der Perimenopause auftreten. Möglicherweise bemerken Sie diese Symptome:

- Hitzewallungen
- Stimmungsschwankungen
- Schwierigkeiten beim Geschlechtsverkehr aufgrund vaginaler Trockenheit
- Schlafstörungen, einschließlich Schlaflosigkeit, schlafbezogene Atmungsstörungen und Restless-Legs-Syndrom

- Gelenkschmerzen
- Ermüdung
- Trockene, juckende Haut
- Haarausfall
- Gewichtszunahme

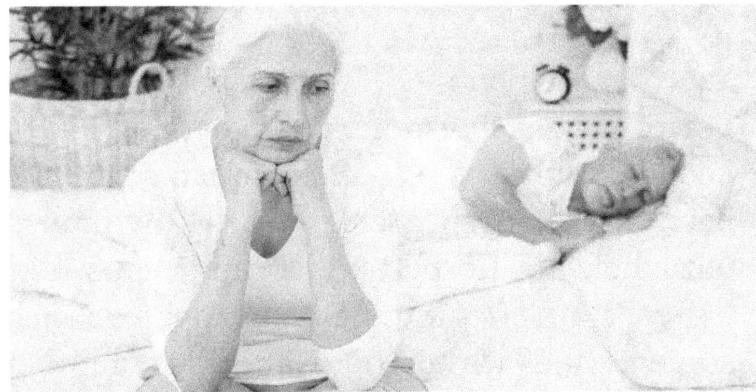

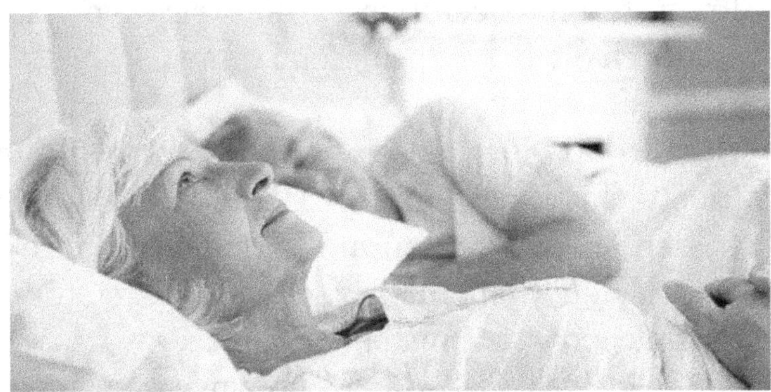

Schlafstörungen

Warum verursachen die Wechseljahre Schlafprobleme?

Schwankende und sinkende Östrogen- und Progesteronspiegel, wenn sich eine Frau der Menopause nähert, können Schlafprobleme verursachen.

Die beiden wichtigsten weiblichen Fortpflanzungshormone Östrogen und Progesteron beeinflussen die Schlafqualität. Östrogen beeinflusst Ihren Schlaf-Wach-Rhythmus, trägt dazu bei, die Körpertemperatur nachts niedrig zu halten und so für einen angenehmen Schlaf zu sorgen, und wirkt von Natur aus antidepressiv. Progesteron beeinflusst die richtige Atmung, wodurch Sie besser schlafen können.

Die Produktion dieser beiden Hormone in den Eierstöcken schwankt im Vorfeld der Menopause. In den Wechseljahren und danach sind ihre Werte jedoch dauerhaft niedriger, da die Eierstöcke ihre Produktion ganz einstellen.
Die beiden Stadien der Menopause weisen ähnliche Symptome auf, einschließlich Schlafstörungen.

Die Sicht der TCM auf Schlafprobleme und Wechseljahre

In der Traditionellen Chinesischen Medizin (TCM) kommt es bei Frauen zu einer Erschöpfung der Nieren, Jing (Essenz) und der Fortpflanzung Essenz etwa im Alter von 49 Jahren. Dann stehen sie kurz vor der Menopause.

Diese Erschöpfung in der Niere Yin führt zu Schlafstörungen aufgrund von:

- Eine Störung im Gleichgewicht zwischen Tun (kühle, passive Energie) und Welche (warme, aktive Energie), verursacht durch Leber und Nieren, tun Mangel. Welche Energie bleibt nachts hoch, was zu Schlaflosigkeit führt.

- Eine Disharmonie von Herz und Nieren führt zu Herz- und Nieren feuerTun Mangel. Dies verursacht einen „Affengeist" und ein rasendes Herz, was zu traumabedingten Schlaf führt.

- Leber Qi (Lebenswichtige Lebenskraft) Stagnation führt zu emotionalen Störungen, da die Leber Ihre Emotionen steuert. Dies trägt zu einer schlechten Schlafqualität bei. Frauen, die davon betroffen sind, klagen über Ängste, die ihnen die Ruhe rauben.

Westliche und TCM-Behandlung für Wechseljahre und Schlafprobleme

Ärzte würden normalerweise eine Hormonersatztherapie (HRT) empfehlen, um einen Rückgang des Östrogenspiegels auszugleichen. Es kann helfen, die durch den Tropfen verursachten Symptome zu lindern.

In der TCM hingegen umfassen Behandlungen zur Linderung der Symptome der Menopause und Perimenopause pflanzliche Heilmittel und Akupunktur.

Suriya erinnert sich, wie sie verschiedene Methoden ausprobierte, um ihren Schlaf zu verbessern, bevor sie sich der TCM zuwandte. „Ich habe viele Dinge ausprobiert. Ich habe mich gesund ernährt, regelmäßig Sport gemacht und vor dem Schlafengehen Atemübungen gemacht."

„Ich lebte in einer Stadt mit einer großen Bevölkerung ostasiatischer Abstammung und lernte von einem meiner Freunde etwas über TCM. "Ich habe mich über die Forschungsergebnisse informiert und beschlossen, es auch auszuprobieren", erzählt sie. Ihr TCM-Arzt verordnete ihr eine Kombination aus Kräutertherapie, Moxibustion und Akupunktur. Nach ein paar Monaten bemerkte sie einen verbesserten Schlaf und einen verbesserten allgemeinen Gesundheitszustand. Dieser allmähliche positive Wandel ist geblieben.

Abschnitt 6

Wie wird die Menopause diagnostiziert?

Die Menopause wird nach 12 Monaten Amenorrhoe (ein abnormales Ausbleiben der Menstruation) diagnostiziert.

Hormonale Veränderungen und klinische Symptome treten im Zeitraum vor und unmittelbar nach der Menopause auf; dieser Zeitraum wird häufig als Klimakterium oder Perimenopause bezeichnet, wird jedoch zunehmend auch als Wechseljahre Übergang bezeichnet.

Normalerweise reichen die Symptome allein aus, um die Diagnose Wechseljahre zu stellen.

Um die Diagnose zu bestätigen, können Blut- oder Urintests durchgeführt werden, um die schwankenden Hormonspiegel zu zeigen, die in der Zeit der Menopause auftreten.

Die Wechseljahre gelten erst 12 Monate nach der letzten Regelblutung als abgeschlossen, das Ende der Wechseljahre wird also erst im Nachhinein diagnostiziert.

Obwohl wir darüber reden "Diagnose" und „Symptome": Aus medizinischer Sicht sind die Wechseljahre kein medizinischer Zustand, sondern ein natürliches und normales Ereignis. Viele Frauen haben überhaupt keine Probleme. Andererseits treten bei manchen Menschen schwerwiegende Symptome auf, die ihr Alltagsleben beeinträchtigen können. Denken Sie daran, dass die Erfahrung bei jedem anders ist und es in Ordnung ist, bei störenden Symptomen professionellen Rat und eine Behandlung einzuholen.

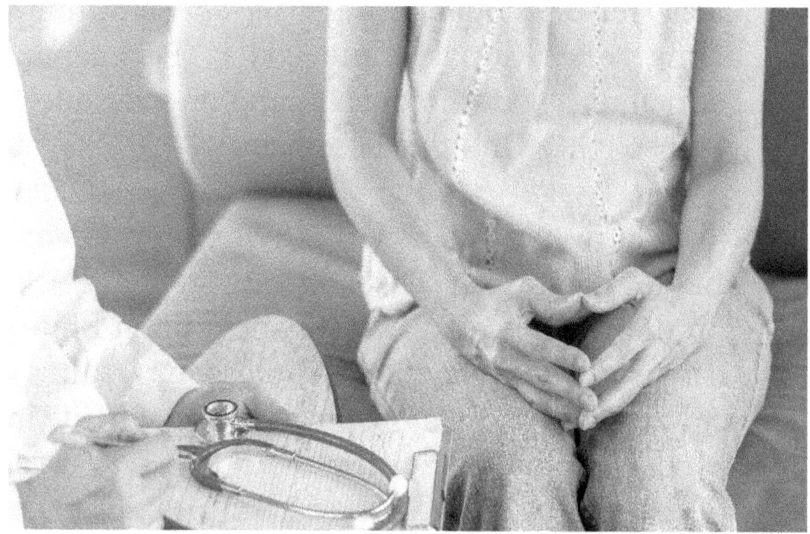

Abschnitt 7

Wie lange dauern die Symptome der Menopause?

Die Wechseljahre dauern ab dem Zeitpunkt, an dem die ersten Symptome auftreten – dies kann der Fall sein, wenn die Periode unregelmäßiger wird oder klassische Symptome wie Hitzewallungen auftreten – bis zu dem Datum 12 Monate nach der letzten Periode im Leben einer Frau. Die durchschnittliche Gesamtdauer der Wechseljahrsbeschwerden beträgt mehr als sieben Jahre, und es wird berichtet, dass die Symptome nach der letzten Menstruationsperiode etwa viereinhalb Jahre anhalten.

Es ist jedoch wichtig zu beachten, dass die Erfahrung nicht bei jedem gleich ist und auch durch Behandlung und Management beeinflusst werden kann.

Das zeitliche Muster der Symptome ist wie folgt:

- Die Symptome können bis zu 6 Jahre vor der letzten Menstruationsperiode beginnen und über eine variable Anzahl von Jahren nach der letzten Menstruationsperiode anhalten.

- Mit fortschreitender Postmenopause und einem damit einhergehenden Verlust der Reaktion der Eierstöcke auf Gonadotropine nehmen auch die damit verbundenen affektiven Symptome der Menopause ab
- Bei der gynäkologischen Untersuchung sind die Auswirkungen eines Gonadenhormone Mangels (der bei manchen Frauen vor der Menopause festgestellt werden kann) wie folgt:
- Bei einem Östrogenverlust wird das Vaginalepithel röter, da die Epithelschicht dünner wird und die kleinen Kapillaren unter der Oberfläche besser sichtbar werden
- Später, wenn das Vaginalepithel weiter verkümmert, wird die Oberfläche aufgrund einer verringerten Anzahl von Kapillaren blass
- Die Faltenbildung nimmt ab und die Vaginalwand wird glatter
- Der Eierstock in den Wechseljahren verkleinert sich und ist bei der gynäkologischen Untersuchung nicht mehr tastbar
- Die Gebärmutter wird kleiner

- Wenn Myome vorhanden sind, werden sie weniger symptomatisch und schrumpfen manchmal so weit, dass sie bei der manuellen Untersuchung des Beckens nicht mehr ertastet werden können
- Bei älteren Frauen kommt es zu einem allgemeinen Verlust des Tonus der Beckenmuskulatur, der sich manchmal in einem Vorfall der Fortpflanzungsorgane oder der Harnwege äußert

Die urogenitalen Auswirkungen eines veränderten Hormonspiegels sind wie folgt:
- Eine Abnahme des Urin-pH-Werts, die zu einer Veränderung der Bakterienflora führt, kann zu Juckreiz und übelriechendem Ausfluss führen
- Vaginale Veränderungen führen häufig zu einer Insertion Dyspareunie
- Endometriose und Adenomyose werden gelindert
- Wenn eine atrophische Zystitis vorliegt, kann sie einer Harnwegsinfektion ähneln

Sektion 8

Klinische Menopause-Marker/Signatur

Labormarker

Zu den Labormarkern der Menopause gehören:

- Ein Anstieg des follikelstimulierenden Hormons (FSH) im Serum und ein Rückgang von Östradiol und Inhibin sind die wichtigsten endokrinen Veränderungen, die während des Übergangs zur Menopause auftreten
- Die FSH-Werte sind höher als die Werte des luteinisierenden Hormons (LH) und beide steigen auf noch höhere Werte als die, die beim Anstieg während des Menstruationszyklus beobachtet werden
- Der FSH-Anstieg geht dem LH-Anstieg voraus; FSH ist der diagnostische Marker für Ovarialversagen, während LH für die Diagnose nicht notwendig ist
- Die große zyklische Schwankung von Östradiol und Östron, die während der Menstruation Jahre beobachtet wurde, hört auf und die Schwankung der Spiegel ist gering und bedeutungslos, wobei der Mittelwert erheblich niedriger ist

- Es wurden keine spezifischen Veränderungen der Schilddrüsenfunktion im Zusammenhang mit der Menopause festgestellt

Endometrium Veränderungen

- Eine Endometriumbiopsie kann verschiedene Erscheinungsformen des Endometriums zeigen, von leicht proliferierend bis atrophisch

- Nach der Menopause sind keine sekretorischen Veränderungen zu beobachten, da kein Eisprung stattfindet und sich daher kein Gelbkörper bildet, der Progesteron produziert

Endometriumhyperplasie ist ein Zeichen einer Überstimulation durch Östrogen aus endogenen Quellen oder einer Ersatztherapie und kann ein Vorläufer von Endometriumkrebs sein. Eine Endometriumhyperplasie kann auch durch Ultraschallbefunde (d. h. Endometriumdicke > 5 mm) nahegelegt werden, die zum Ausschluss einer Hyperplasie und eines Endometriumkarzinoms bei postmenopausalen Frauen nützlich sind

Osteoporose

Der Knochenverlust beschleunigt sich in der späten Menopause und hält in den ersten

Jahren nach der Menopause an. Frauen nach der Menopause und ältere Frauen sollten frühzeitig und langfristig behandelt werden, es sei denn, es besteht eine Kontraindikation für eine solche Behandlung.

Zu den aktuellen Behandlungsmöglichkeiten zur Vorbeugung von Frakturen bei postmenopausalen Frauen mit Osteoporose gehören die folgenden:

- Bisphosphonate (Alendronat, Etidronat, Ibandronat, Risedronat, Zoledronsäure)
- Selektive Östrogenrezeptor Modulatoren (SERMs; z. B. Raloxifen)
- Kalzium
- Vitamin-D
- Calcitonin
- Monoklonale Antikörper

Abschnitt 9

Behandlung der Wechseljahre

Die Hauptgründe für die Behandlung von Symptomen der Menopause und der eigentlichen Menopause sind folgende:

- Zur Linderung vasomotorischer Symptome
- Um das Risiko einer ungewollten Schwangerschaft zu verringern
- Um die Unregelmäßigkeit des Menstruationszyklus zu vermeiden
- Um Knochen zu erhalten
- Um das Krankheitsrisiko zu senken
- Lebensqualität verbessern

Wenn die Symptome der Menopause Ihre Lebensqualität beeinträchtigen, gibt es verschiedene medizinische Behandlungen, die von einem Hausarzt verordnet werden können, sowie eine Reihe alternativer Therapien und naturheilkundlicher Heilmittel, die hilfreich sein können.

Hormonersatztherapie (HRT): Eine HRT ersetzt entweder Östrogen allein oder Östrogen und Progesteron zusammen. Eine HRT kann die Symptome der Menopause lindern. Manche Menschen halten diese Behandlung für unerlässlich, um Phasen mit schweren Symptomen zu überstehen.

HRT ist in vielen Formen erhältlich, darunter Tabletten, auf die Haut klebende Pflaster sowie Vaginalcremes und Pessare. Mit einigen Formen der HRT sind jedoch Risiken verbunden, und sie wird möglicherweise nicht für Personen mit Brustkrebs in der Vorgeschichte empfohlen. Die Behandlung ist unter anderem mit Gesundheitsrisiken wie Blutgerinnseln, Schlaganfall und Demenz verbunden. Wenn Sie diesen Weg wählen, wird Ihr Arzt wahrscheinlich die niedrigstmögliche Dosis empfehlen.

Die Verabreichungswege einer Hormontherapie sind wie folgt:

- Oral
- Transdermal
- Aktuell
- Creme, Ring oder Tablette zur vaginalen Anwendung bei vaginalen Symptomen

Nicht Hormonelle Therapie: Im Juni 2013 genehmigte die FDA Paroxetinmesylat (Drisdelle) als erste nicht hormonelle Therapie für vasomotorische Symptome (VMS) (Hitzewallungen) im Zusammenhang mit der Menopause.

Antidepressiva: Antidepressiva werden häufig eingesetzt, um die Auswirkungen von Stimmungsschwankungen und Schlaflosigkeit in den Wechseljahren zu reduzieren. Einige Antidepressiva haben auch eine positive Wirkung auf andere

Wechseljahresbeschwerden, einschließlich Hitzewallungen. Neben der Behandlung der Symptome der Menopause sollten Frauen auch die erhöhten Risiken bestimmter Erkrankungen nach der Menopause berücksichtigen. Beispielsweise erhöht eine verminderte Östrogenproduktion das Risiko einer Osteoporose. Daher ist es wichtig, die notwendigen Maßnahmen zu ergreifen, um dieses Risiko zu kontrollieren, beispielsweise die Einnahme von Medikamenten oder Nahrungsergänzungsmitteln.

Nahrungsergänzungsmittel für die Wechseljahre: Es gibt viele verschiedene Nahrungsergänzungsmittel für Frauen in den Wechseljahren und nach der Menopause. Diese reichen von pflanzlichen oder homöopathischen Heilmitteln bis hin zu speziell gemischten Multivitaminpräparaten. Die Beweise für die verfügbaren Nahrungsergänzungsmittel sind unterschiedlich, daher ist es wichtig, vor der Einnahme von Nahrungsergänzungsmitteln einige Nachforschungen anzustellen. Im Zweifelsfall sollten Sie immer einen Arzt um Rat fragen. Zu den am häufigsten vermarkteten pflanzlichen und alternativen Arzneimitteln zur Behandlung der Wechseljahre gehören:

- **Rotklee:** Einer der häufigsten Rotklee ist ein pflanzliches Heilmittel, das in den Wechseljahren eingesetzt wird. In mehreren Studien wurde seine Wirksamkeit bei der Linderung von Wechseljahresbeschwerden untersucht. Die Ergebnisse waren unterschiedlich, aber vielversprechend.

- **Ginseng:** Untersuchungen zu Ginseng in den Wechseljahren haben ergeben, dass es zwar keinen signifikanten Einfluss auf lästige Hitzewallungen zu haben scheint, aber bei Depressionen und Stimmungsschwankungen helfen kann.
- **Nachtkerzenöl:** Nachtkerzenöl wird seit vielen Jahren verwendet, um die Intensität von Hitzewallungen in den Wechseljahren zu reduzieren.
- **Traubensilberkerze:** Wie Nachtkerzenöl wird auch Traubensilberkerze verwendet, um die Intensität von Hitzewallungen zu reduzieren und scheint auch ihre Häufigkeit zu verringern.
- **Soja:** Es wird angenommen, dass die Phytoöstrogene in einigen Pflanzen die Auswirkungen schwankender Östrogenspiegel im Körper von Frauen während der Menopause reduzieren. Soja kann in Form von Sojamilch, Edamame-Bohnen, Tofu, verschiedenen Fleisch- oder Milchalternativen oder konzentrierten Nahrungsergänzungsmitteln in die Ernährung integriert werden.

Die Einnahme eines Multivitamin-Präparates für die Menopause wird häufig von medizinischem Fachpersonal empfohlen. Während eine gesunde Ernährung allein eine Person mit allen Vitaminen und Mineralstoffen versorgen kann, die sie für eine gute Gesundheit benötigt, kann es während und nach den Wechseljahren einige spezifische Anforderungen geben.

Die Knochendichte nimmt nach der Menopause deutlich ab, daher werden zur Vorbeugung von Osteoporose neben einer guten Ernährung und Bewegung häufig Kalzium- und Vitamin-D-Ergänzungen empfohlen. Auch die B-Vitamine sowie die Vitamine C und D sind in den Wechseljahren besonders wichtig.

Akupunktur: Akupunktur, einschließlich der Aurikulotherapie (Ohrakupunktur), ist eine weitere bewährte Behandlung von Schlafstörungen in den Wechseljahren. „Der Schwerpunkt liegt auf der Ernährung und Hyperaktivität unterdrücken Welche, nähren das Herz und beruhigen den Geist", erklärt Arzt Lim.
Für die Akupunktur sind Sitzungen bei einem professionell ausgebildeten und zugelassenen Akupunkteur erforderlich. In der Zwischenzeit können Sie den Schlaf verbessern, indem Sie die Akupressur selbst anwenden.

Abschnitt 10

Risikofaktoren für die Wechseljahre

Krankheitsrisiko

In der Women's Health Initiative (WHI) wurden in Bezug auf Folgendes eine größere Sicherheit und ein möglicher Nutzen einer Hormon- oder Strahlentherapie für Frauen in den Fünfzigern, mit potenziellen Schaden für ältere Frauen, beobachtet:
- Koronare Herzkrankheit (KHK)
- Totaler Myokardinfarkt
- Darmkrebs
- Gesamtsterblichkeit

Behandlungs-/Medikamenten Risiko

Obwohl die sofortige Anwendung einer Hormon- oder Strahlentherapie in der frühen Zeit nach der Menopause das Risiko einer koronaren Herzkrankheit verringern kann, hat das WHI eindeutig gezeigt, dass Frauen mehr als 9 Jahre nach der Menopause nicht mit einer Hormontherapie oder Östrogentherapie zur CAD-Vorbeugung begonnen werden sollten.

Zu den Kontraindikationen für eine Östrogentherapie gehören:
- Nicht diagnostizierte vaginale Blutung
- Schwere Lebererkrankung
- Schwangerschaft
- Venöse Thrombose
- Persönliche Geschichte von Brustkrebs

Gut differenzierter und früheres Endometriumkarzinom ist nach Abschluss der Behandlung des Malignoms keine absolute Kontraindikation mehr. Gestagene allein können die Symptome lindern, wenn der Patient Östrogene nicht verträgt.

Abschnitt 11

Lifestyle-Tipps zur Bewältigung der Wechseljahre

Viele Beschwerden in den Wechseljahren lassen sich mit einfachen Maßnahmen gut in den Griff bekommen. Bei Hitzewallungen können beispielsweise das Tragen kühler Kleidung, das Bereithalten kalter Getränke sowie der Einsatz von Ventilatoren oder anderen Kühlmaßnahmen hilfreich sein.

Nach der Menopause ist es wichtig, sich des veränderten Krankheitsrisiko-Profils bewusst zu sein. Aktiv zu bleiben und sich gesund zu ernähren trägt dazu bei, das Risiko von Herz-Kreislauf-Erkrankungen, Gewichtszunahme und den mit einem hohen Body-Mass-Index (BMI) verbundenen Erkrankungen wie Typ-2-Diabetes und Bluthochdruck zu verringern. Eine Ernährung mit hohem Kalzium- und Vitamin-D-Gehalt kann dazu beitragen, gesunde Knochen bis ins hohe Alter zu erhalten.

Um auch nach den Wechseljahren gesund zu bleiben, sind die regelmäßige Teilnahme an Vorsorgeuntersuchungen, Brustuntersuchungen und die bestimmungsgemäße Einnahme verschriebener Medikamente unerlässlich.

Da wir älter werden und einem höheren Risiko für altersbedingte Erkrankungen ausgesetzt sind, ist es wichtig, einen gesunden Lebensstil beizubehalten, um dieses Risiko zu mindern. Eine gesunde Ernährung, regelmäßige Bewegung und die Reduzierung von Koffein und Alkohol sind ein guter Anfang. Wenn Sie rauchen, ist das Aufhören auch eines der wichtigsten Dinge, die Sie tun können, um Krankheiten in Schach zu halten und ein gesundes Leben zu gewährleisten.